TRANSFUSION SANGUINE

THINGS YOU SHOULD KNOW
(QUESTIONS ET REPONSES)

Rumi Michael Leigh

Introduction

Je voudrais vous remercier et vous féliciter pour avoir acheté ce livre, "La transfusion sanguine, ce que vous devriez savoir (questions et réponses)".

Ce livre vous aidera à comprendre, à réviser et à maîtriser les connaissances générales et les mots clés de la transfusion sanguine.

Merci encore d'avoir acheté ce livre, j'espère que vous l'apprécierez !

Chapitre 1

1) Qu'est-ce qu'une transfusion sanguine ?

- Une transfusion sanguine est le transfert de nouveaux globules rouges à un patient par une veine.

2) Quelles sont les raisons d'une transfusion sanguine ?

- Une transfusion sanguine peut être motivée par un accident, une intervention chirurgicale, un cancer, une insuffisance rénale, etc.

3) Quels sont les signes d'insuffisance de globules rouges ?

- Les signes d'insuffisance de globules rouges sont la fatigue, une apparence pâle, une tachycardie, un essoufflement, etc.

4) Quelles sont les réactions transfusionnelles ?

- Les réactions transfusionnelles comprennent les nausées, les vomissements, les douleurs thoraciques, l'essoufflement, la transpiration, les démangeaisons, les maux de tête, etc.

5) Qu'est-ce qu'une transfusion homologue ?

- Une transfusion homologue est une transfusion par un donneur anonyme.

6) Qu'est-ce qu'une transfusion autologue ?

- Une transfusion autologue est une autotransfusion (recyclage du sang du patient).

7) Qu'est-ce qu'une transfusion allogénique ?

- Une transfusion allogénique est une transfusion sanguine provenant d'une autre personne.

8) Quel est le but du test pré-transfusionnel ?

- Le but des tests pré-transfusionnels est d'éviter les réactions transfusionnelles hémolytiques.

9) Qu'est-ce qu'un génotype ?

- Un génotype est un ensemble de gènes hérités par un individu.

10) Qu'est-ce qu'un phénotype ?

- Un phénotype est constitué de caractéristiques pouvant être observées chez un individu.

Chapitre 2

1) Que sont les antigènes ?

- Les antigènes sont des substances pouvant provoquer une réaction immunitaire.

2) Où sont situés les antigènes ?

- Les antigènes entourent la surface des globules rouges.

3) Quelle est la fonction des anticorps ?

- Les anticorps protègent le corps des antigènes.

4) Quel est un autre nom pour les anticorps ?

- Un autre nom pour les anticorps est les immunoglobulines.

5) Que se passe-t-il s'il y a présence du même antigène et du même anticorps ?

- La présence du même antigène et du même anticorps entraînera la destruction des globules rouges. Les globules rouges vont mourir.

6) Qu'est-ce que l'agglutination ?

- L'agglutination est une agglomération de globules rouges qui provoque leur mort en raison d'une incompatibilité de groupe sanguin avec un autre groupe sanguin.

7) Quelle est la cause d'une réaction hémolytique ?

- Une réaction hémolytique est une réaction due à l'incompatibilité entre le sang du patient et celui du donneur.

8) Une réaction hémolytique est-elle grave ?

- Oui, une réaction hémolytique est grave et peut entraîner à la mort.

9) Qu'est-ce qu'une réaction anaphylactique ?

- Une réaction anaphylactique est une réaction allergique mettant la vie en danger.

10) Qu'est-ce que la bronchoconstriction ?

- La bronchoconstriction est le rétrécissement des voies respiratoires dans les poumons en resserrant les muscles lisses.

11) Qu'est-ce que la vasodilatation ?

- La vasodilatation est l'élargissement des vaisseaux sanguins.

Chapitre 3

1) Qu'est-ce que le plasma ?

- Le plasma est une substance présente dans le sang qui contient des globules rouges, des globules blancs et des plaquettes.

2) Quelle est la fonction principale des globules rouges ?

- La fonction principale des globules rouges est le transport de l'oxygène.

3) Quelle est la fonction principale des globules blancs ?

- La fonction principale des globules blancs est de lutter contre les infections.

4) Quelles sont les fonctions des plaquettes ?

- La fonction des plaquettes est la coagulation du sang.

5) Quels sont les effets de l'histamine ?

- L'histamine provoque une bronchoconstriction, une vasodilatation et une augmentation de la perméabilité des vaisseaux.

6) Qu'est-ce que la tachycardie ?

- La tachycardie est un rythme cardiaque anormal rapide.

7) Qu'est-ce que la tachypnée ?

- La tachypnée est une respiration anormale rapide.

8) Qu'est-ce que la dyspnée ?

- La dyspnée est une difficulté respiratoire.

9) Qu'est-ce qu'un prurit ?

- Le prurit est la sensation de démangeaisons sur la peau.

10) Qu'est-ce que la pression oncotique ?

- La pression oncotique est une pression qui permet la rétention de fluide.

11) Quel est l'effet des protéines sur la pression oncotique ?

- Les protéines augmentent la pression oncotique.

Chapitre 4

1) Quels sont les principaux phénotypes sanguins ?

- Les principaux phénotypes sanguins sont A, B, AB et O.

2) Quels sont les génotypes sanguins ?

- Les génotypes sanguins sont AA ou AO, BB ou BO, AB ou OO.

3) Quel est l'antigène du groupe sanguin A ?

- L'antigène du groupe sanguin A est A.

4) Quel est l'antigène du groupe sanguin B ?

- L'antigène du groupe sanguin B est B.

5) Quel est l'antigène du groupe sanguin AB ?

- L'antigène du groupe sanguin AB est A et B.

6) Quel est l'antigène du groupe sanguin O ?

- Il n'y a pas d'antigène pour le groupe sanguin O.

7) Quel est les anticorps du groupe sanguin A ?

- Les anticorps du groupe sanguin A sont l'anticorps anti-B.

8) Quel est les anticorps du groupe sanguin B ?

- Les anticorps du groupe sanguin B sont les anticorps anti-A.

9) Quel est les anticorps AB du groupe sanguin ?

- Il n'y a pas d'anticorps pour le groupe sanguin AB.

10) Quels sont les anticorps du groupe sanguin O ?

- Les anticorps du groupe sanguin O sont les anticorps anti-A et les anticorps anti-B.

Chapitre 5

1) Quel type de sang est un receveur universel ?

- Le groupe sanguin AB est un receveur universel.

2) Pourquoi le groupe sanguin AB est-il un receveur universel ?

- Le groupe sanguin AB est un receveur universel car il ne contient pas d'anticorps dans le plasma.

3) De qui une personne avec un sang de type O peut-elle recevoir du sang ?

- Une personne de type O ne peut recevoir du sang que d'une personne de type O.

4) Pourquoi une personne avec un sang de type O ne peut-elle recevoir le sang que d'une autre personne de sang de type O ?

- Une personne de sang de type O ne peut recevoir du sang que d'une autre personne de sang de type O en raison de la présence d'anticorps anti-A et d'anticorps anti-B dans son sang.

5) De qui une personne avec un sang de type A peut-elle recevoir du sang ?

- Une personne avec un sang de type A peut recevoir du sang d'une personne avec un sang de type A et de type O.

6) Pourquoi une personne avec un sang de type A peut-elle recevoir du sang d'une personne avec un sang de type O ?

- Une personne avec un sang de type A peut recevoir du sang d'une personne de sang de type O car le sang de type O ne contient pas d'antigènes B.

7) Une personne de sang de type A peut-elle recevoir du sang d'une personne de sang de type B ou de type AB ?

- Non, une personne de sang de type A ne peut pas recevoir de sang d'une personne de sang de type B ou de type AB.

8) Pourquoi une personne de sang de type A ne peut-elle pas recevoir du sang d'une personne de sang de type B ou de sang de type AB ?

- Une personne de sang de type A ne peut pas recevoir de sang d'une personne de sang de type B ou de type AB, car elles (sang de type B et type AB) possèdent tous les deux des antigènes B.

9) À qui une personne de sang de type A peut-elle faire un don de sang ?

- Une personne de sang de type A peut faire un don à une personne de sang de type A ou à une personne de sang de type AB.

10) Une personne de sang de type A peut-elle faire un don de sang à une personne de sang de type B ?

- Non, une personne de type A ne peut pas faire un don de sang à une personne de sang de type B.

Chapitre 6

1) Pourquoi une personne de sang de type A ne peut-elle pas donner du sang à une personne de sang de type B ?

- Une personne de sang de type A ne peut donner du sang à une personne de sang de type B car une personne de sang de type B possède des anticorps.

2) Une personne de sang de type A peut-elle faire un don de sang à une personne de sang de type O ?

- Non, une personne de sang de type A ne peut donner du sang à une personne de sang de type O.

3) Pourquoi une personne de sang de type A ne peut-elle pas donner du sang à une personne de sang de type O ?

- Une personne de sang de type A ne peut donner du sang à une personne de sang de type O car le sang de type O contient des anticorps.

4) Pourquoi une personne de sang de type A peut-elle faire un don de sang à une personne de sang de type AB ?

- Une personne de sang de type A peut donner du sang à une personne de sang de type AB car une personne de sang de type AB ne possède pas d'anticorps anti-A.

5) De qui une personne de sang de type B peut-elle recevoir du sang ?

- Une personne de sang de type B peut recevoir du sang d'une personne de sang de type B et de type O.

6) Pourquoi une personne de sang de type B peut-elle recevoir du sang d'une personne de sang de type O ?

- Une personne de sang de type B peut recevoir du sang d'une personne de sang de type O car le sang de type O ne contient pas d'antigène A.

7) Pourquoi une personne de sang de type B ne peut-elle pas recevoir du sang d'une personne de sang de type A et de type AB ?

- Une personne de sang de type B ne peut pas recevoir de sang d'une personne de sang de type A et de type AB, car cette personne possède un antigène A.

8) À qui une personne de sang de type B peut-elle donner du sang ?

- Une personne de sang de type B peut donner du sang à une personne de sang de type B ou de type AB.

9) Pourquoi une personne de sang de type B peut-elle donner du sang à une personne de sang de type AB ?

- Une personne de sang de type B peut donner du sang à une personne de sang de type AB car une personne de sang de type AB ne possède pas d'anticorps anti-B.

10) Une personne de sang de type B peut-elle donner du sang à une personne de sang de type A ou de type O ?

- Non, une personne de sang de type B ne peut pas donner de sang à une personne de sang de type A ou de type O car une personne de sang de type A et de type O possède des anticorps anti-B.

Chapitre 7

1) De qui une personne de sang de type AB peut-elle recevoir du sang ?

- Une personne de type AB peut recevoir le sang d'une personne de type AB, A, B et O. Une personne de type AB peut recevoir le sang de tout le monde.

2) Pourquoi une personne de sang de type AB peut-elle recevoir du sang de tout le monde ?

- Une personne avec du sang de type AB peut recevoir du sang de tout le monde car le sang de type AB ne contient pas d'anticorps.

3) À qui une personne de sang de type AB peut-elle donner du sang ?

- Une personne de sang de type AB ne peut donner du sang qu'à une personne de sang de type AB.

4) Pourquoi une personne de sang de type AB ne peut-elle pas donner du sang à une personne de sang de type A ?

- Une personne de sang de type AB ne peut pas donner de sang à une personne de sang de type A car le sang de type A contient des anticorps anti-B.

5) Pourquoi une personne de sang de type AB ne peut-elle pas donner du sang à une personne de sang de type B ?

- Une personne de sang de type AB ne peut pas donner de sang à une personne de sang de type B parce que le sang de type B contient des anticorps anti-A.

6) Pourquoi une personne de sang de type AB ne peut-elle pas donner du sang à une personne de sang de type O ?

- Une personne de sang de type AB ne peut pas donner de sang à une personne de sang de type O parce que le sang de type O contient des anticorps anti-A et anti-B.

7) De qui une personne de sang de type O peut-elle recevoir du sang ?

- Une personne de sang de type O ne peut recevoir du sang que d'une personne de sang de type O.

8) Pourquoi une personne de sang de type O ne peut-elle recevoir du sang que d'une personne de sang de type O ?

- Une personne de sang de type O ne peut recevoir du sang que d'une personne de sang de type O car une personne de sang de type O possède des anticorps anti-A et des anticorps anti-B.

9) Pourquoi une personne de sang de type O peut-elle donner du sang à tout le monde ?

- Une personne avec du sang de type O peut donner du sang à tout le monde car le sang de type O n'a pas d'antigènes.

10) Quelle est l'importance de l'absence d'antigènes dans le sang de type O en tant que donneur universel ?

- L'importance de l'absence d'antigènes dans le sang de type O en tant que donneur universel réside dans le fait que l'absence d'antigènes ne peut pas provoquer de réponse immunitaire.

Chapitre 8

1) Que signifie la présence d'un facteur Rh à la surface d'un globule sanguin ?

- La présence d'un facteur Rh à la surface d'un globule sanguin signifie qu'il est positif.

2) Que signifie l'absence de facteur Rh à la surface d'un globule sanguin ?

- L'absence de facteur Rh à la surface d'un globule sanguin signifie qu'il est négatif.

3) Que signifie le signe positif chez Rhésus positif ?

- Le signe positif chez Rhésus positif signifie la présence de l'antigène D.

4) Que signifie le signe négatif sur le rhésus négatif?

- Le signe négatif sur le rhésus négatif signifie l'absence d'antigène D.

5) Qu'est-ce qu'un groupe AB positif ?

- Un groupe AB positif est le groupe sanguin AB avec un facteur Rh positif.

6) Qu'est-ce qu'un groupe AB négatif ?

- Un groupe AB négatif est le groupe sanguin AB avec un facteur Rh négatif.

7) Qu'est-ce qu'un groupe A positif ?

- Un group A positif est le groupe sanguin A avec un facteur Rh positif.

8) Qu'est-ce qu'un groupe A négatif ?

- Un groupe A négatif est le groupe sanguin A avec un facteur Rh négatif.

9) Qu'est-ce qu'un groupe O positif ?

- Un groupe O positif est le groupe sanguin O avec un facteur Rh positif.

10) Qu'est-ce qu'un groupe O négatif ?

- Un groupe O négatif est le groupe sanguin O avec un facteur Rh négatif.

11) Quel type de sang une personne présentant un facteur Rh positif peut-elle recevoir ?

- Une personne présentant un facteur Rh positif peut recevoir du sang Rh positif et du sang Rh négatif.

12) Quel type de sang une personne présentant un facteur Rh négatif peut-elle recevoir ?

- Une personne présentant un facteur Rh négatif ne peut recevoir que du sang Rh négatif.

Chapitre 9

1) Qu'est-ce que la TACO (Transfusion-Associated Circulatory Overload) ?

- La surcharge circulatoire associée aux transfusions.

2) L'âge est-il un facteur de risque pour la TACO ?

- Oui, l'âge est un facteur de risque pour la TACO.

3) Quelle est l'abréviation GvHD (Graft Versus Host Disease) ?

- C'est une maladie du greffon contre l'hôte.

4) Quelle est la cause de la GvHD ?

- La GvHD est provoquée lorsque la moelle osseuse ou les cellules souches d'un donneur reconnaissent le corps du patient comme un envahisseur ou un corps étranger et l'attaquent.

5) Quand survient généralement la GvHD ?

- La GvHD survient généralement quelques jours ou quelques semaines après la transfusion.

6) Qu'est-ce qui cause la réponse immunitaire dans une GvHD ?

- Les lymphocytes T du donneur provoquent la réponse immunitaire dans une GvHD.

7) Qu'est-ce qu'une gauge ?

- Une gauge est la mesure, la taille ou la capacité d'un objet.

8) Quel type de gauge est nécessaire pour un accès IV pendant une transfusion ?

- Un grand calibre est nécessaire pour un accès IV lors d'une transfusion.

9) Pourquoi est-il important d'utiliser un gros calibre lors d'une transfusion IV ?

- Il est important d'utiliser un gros calibre lors d'une transfusion IV car, si la gauge n'est pas assez grande, les globules rouges peuvent se lyser.

10) Un accès intraveineux utilisé pour une transfusion sanguine peut-il également être utilisé pour un médicament par voie intraveineuse ?

- Non, un accès intraveineux utilisé pour une transfusion sanguine ne peut pas être utilisé pour un médicament intraveineux, un deuxième accès intraveineux est nécessaire.

Chapitre 10

1) Qu'est-ce que la septicémie ?

- La septicémie est une infection grave du sang.

2) Dans quel type de réaction transfusionnelle existe-t-il un risque de jaunisse ?

- Il existe un risque de jaunisse dans une réaction transfusionnelle hémolytique.

3) Que signifie fébrile ?

- Fébrile signifie signes et symptômes de fièvre.

4) Quelle est la cause d'une réaction fébrile lors d'une transfusion ?

- Une réaction fébrile lors de la transfusion se produit lorsque les globules blancs du patient réagissent avec les globules blancs du donneur, ce qui provoque une augmentation de la température.

5) Quelle solution est utilisée lors de la transfusion de sang ?

- Lors de la transfusion de sang, une solution saline à 0,9% est utilisée.

6) Quand un réchauffeur de sang est-il habituellement utilisé pendant une transfusion ?

- Un réchauffeur de sang est généralement utilisé lors d'une transfusion lorsqu'un patient a besoin rapidement d'une quantité importante de transfusion sanguine.

7) Quelle est la fonction des fluides lors d'une réaction transfusionnelle ?

- Les fluides aident le corps à se débarrasser de l'hémoglobine libre lors d'une réaction transfusionnelle.

8) Qu'est-ce que l'hémoglobine libre ?

- L'hémoglobine libre est l'hémoglobine située à l'extérieur des globules rouges.

9) Qu'est-ce que le TRALI ?

- Le TRALI est le syndrome de détresse respiratoire aiguë post-transfusionnel ou l'œdème pulmonaire lésionnel post-transfusionnel.

10) Que peut-on remarquer dans le sang d'un patient qui a subi de fréquentes transfusions sanguines ?

- Un patient qui a subi de fréquentes transfusions sanguines a une concentration élevée de fer dans le sang.

Chapitre 11

1) Qu'est-ce qu'une coagulation intravasculaire disséminée ?

- Une coagulation intravasculaire disséminée est un trouble qui provoque la formation de caillots sanguins dans tout le corps, bloquant les petits vaisseaux sanguins.

2) Quelle est la première chose à faire si un patient a une réaction transfusionnelle ?

- La première chose à faire si un patient a une réaction transfusionnelle est d'arrêter la transfusion et de la remplacer par du NaCl 0,9%.

3) Quels sont les types de médicaments administrés lors d'une réaction transfusionnelle ?

- Les antihistaminiques, les vasopresseurs, les corticostéroïdes, les antipyrétiques, les diurétiques, les fluides, etc. sont les types de médicaments administrés au cours d'une réaction transfusionnelle.

4) Que sont les vasopresseurs ?

- Les vasopresseurs sont des médicaments qui provoquent une vasoconstriction.

5) Quelles sont les fonctions des corticostéroïdes dans une réaction transfusionnelle ?

- Les corticostéroïdes sont anti-inflammatoires et inhibent l'activité du système immunitaire.

6) Quel type de patient peut avoir une surcharge circulatoire lors d'une transfusion ?

- Les patients souffrant d'insuffisance rénale ou d'insuffisance cardiaque congestive peuvent présenter une surcharge circulatoire lors d'une transfusion.

Conclusion

Merci encore d'avoir acheté ce livre. J'espère que cela vous a aidé dans votre cheminement vers la compréhension de la transfusion sanguine.

S'il vous plaît, si vous avez apprécié ce livre, j'aimerais que vous laissiez un commentaire. Ce serait apprécié.

Je vous remercie.